CORONA19
출국가이드

병원 선별 진료소용

코로나19

CORONA19
출국가이드

초판 1쇄 인쇄 2022년 3월 14일
초판 1쇄 발행 2022년 3월 24일

지은이 정진호/ 권태익
펴낸곳 (주)케이원미디어
펴낸이 김순광
편 집 김선희
기 획 인터넷원무과협동조합
마케팅/관리 김미경

등록 등록번호 제 324-2014-000032호
주소 서울시 강동구 양재대로 1465, 6층 602-1호(길동, 마루빌딩)
전화 (070) 7711-7341
팩스 (02) 476-6620
이메일 k-onemedia@naver.com

ISBN 979-11-86844-37-3
         (13510)

값 9,800원

> 코로나19 검사는 **국가별 전염병을 차단하기 위해서**입니다.
> 개인의 자유도 중요하지만
> **다수의 안전을 위해서 본인의 자유는 잠시 접어 둬야겠죠.**

CONTENTS

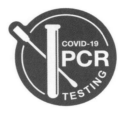

"걱정은 당신을 그 어떤 곳으로도 안내하지 못할 것입니다."

이 책에는 중국을 비롯한 96개국의 출국 음성확인서를 받는 방법이 정확하게 나열되어 있습니다.

"인터넷 검색하면 다 나오는데요?"
"맞아요. 인터넷에서 다 나오는데 어떤 것이 진짜 나에게 필요한 정보인지 어떻게 알죠?"

맞습니다! 출국용 코로나-19 검사에 대한 정보를 물어보면 인터넷 검색해보라고 합니다. 그러나 어떤 것이 정확한 정보인지 알 수가 없습니다. 그래서 이 책이 만들어졌습니다. 코로나-19 검사 병원 선별 진료소 현장에서 직접 경험한 것입니다. 그리고 몸소 체득한 정확한 정보를 가지고 여러분의 걱정을 확실하게 덜어 드리겠습니다.

🌐 코로나19 검사(PCR)란 무엇일까요?

범인이 범행현장에 남긴 담배꽁초에 묻은 소량의 침, 머리카락, 옷 등의 혈흔만으로 어떻게 범인을 찾아내는 걸까요?
그 해답은 소량의 인간 DNA를 실험적으로 양을 불리는(증폭) 방법이 개발됐기 때문입니다. 정말 기발한 방법인 PCR(Polymerase Chain Reaction)이라는 기법입니다. 증거물과 피의자의 것을 비교하면 됩니다. 정확도는 거의 100%입니다.

PCR!

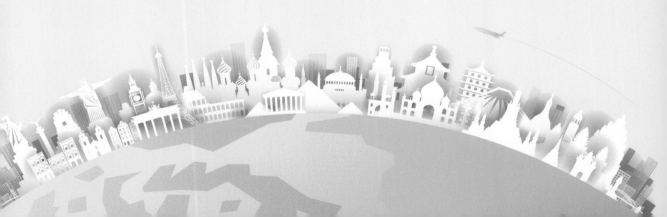

01

병원 선별 진료소
찾고 이용하기

병원 선별 진료소용

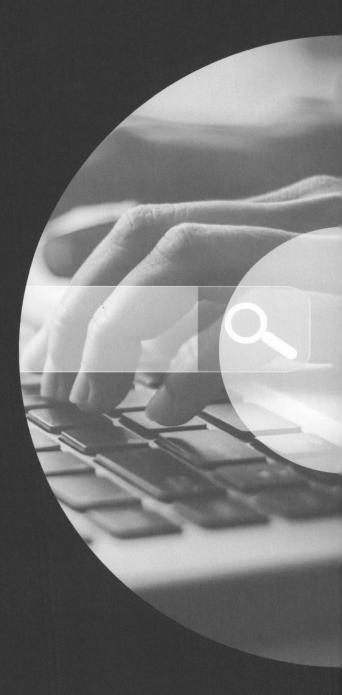

병원 선별 진료소
찾고 이용하기

🌐 **코로나-19 검사를 어디에서 받아야 하나요?**

의료기관 또는 **무료 선별 진료소**나 **보건소**에서 받아야 합니다. 그러나 보건소나 무료 선별 검사소의 경우 검사를 받을 수는 있으나, **출국에 필요한 서류를 발급하지는 않습니다.**

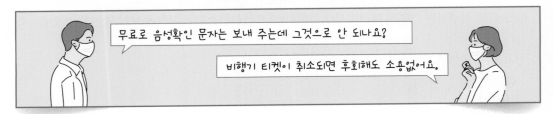

다음에 나오는 의료기관 및 지정병원에 출국용 '코로나-19 음성확인서' 발급 여부를 꼭 확인해야 합니다. 방문 나라별 대사관, 영사관 사이트를 통해 출국에 관련된 정보를 수시로 확인해야 합니다.

🌐 **큐알 스캔 방법**

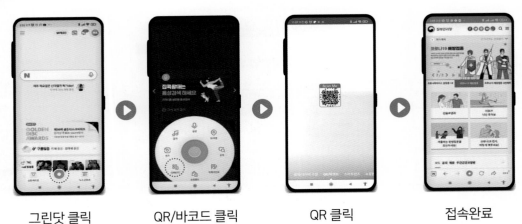

| 그린닷 클릭 | QR/바코드 클릭 | QR 클릭 | 접속완료 |

11

COVID-19 Departure Guide

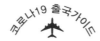
코로나바이러스감염증-19 검사시행 의료기관 공고

코로나바이러스감염증-19 검사시행 의료기관 공고(COVID-19) Testing Medical Institutions | 공고/공시 | 알림·자료 : 질병관리청 (kdca.go.kr)

사이트 하단에 붉은색의 [바로보기]를 누르시면 검사기관 명단이 나옵니다.
또 다른 검사기관 안내는 보건복지부 사이트입니다. 실시간으로 기관 정보를 확인할 수 있습니다.

코로나19 선별 진료소 - 보건복지부 (mohw.go.kr)

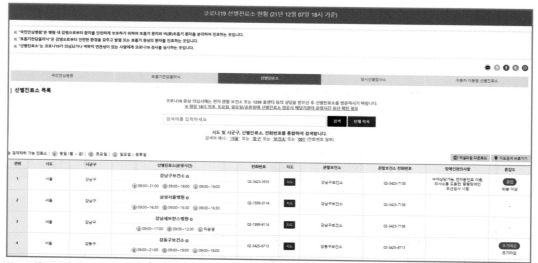

보건소가 가장 많이 있지만 출국용 서류가 발급되지 않습니다.

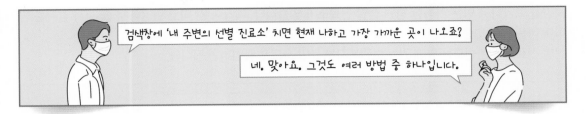

네이버 검색창에 [내 주변 선별 진료소] 입력하면 독자님 주변에서 가장 가까운 선별 진료소 정보를 확인할 수 있습니다.

전국에 선별 진료소가 620개 가량이 있습니다. 중국을 제외한 어느 나라를 가든 모든 선별 진료소는 8단계의 진행과정을 거칩니다.

선별 진료소 8단계 진행과정

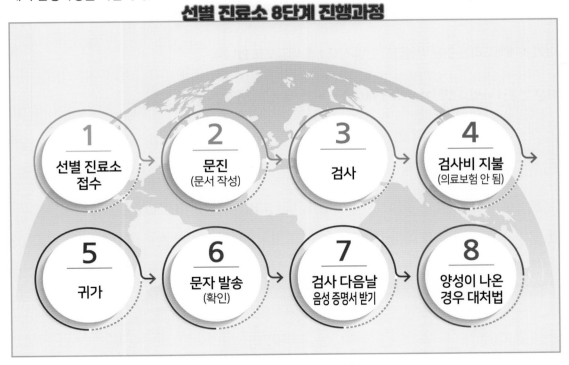

선별 진료소 위치와 운영시간 확인은 필수입니다.

시간을 예약하고 방문 가능한 병원 선별 진료소가 있습니다. 예약이 안 되고 현장에서 줄 서서 검사를 받아야 하는 곳도 있습니다.

선별 진료소 전화번호는 앞에 있는 보건복지부 큐알 코드로 확인하면 됩니다.

토요일은 대부분의 선별 진료소가 12시까지 운영합니다.
단, 그날이 공휴일이면 검사를 하지 않습니다. 공휴일인지 모르고 병원에서 검사
가능하다고 안내를 하는 경우가 간혹 있습니다.
토요일인데 공휴일은 검사가 안됩니다.

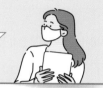

출국용 코로나19 검사(PCR) 음성확인서 발급이 가능한지 '꼭' 확인해야 합니다.

여기 소개해드리는 것은 병원급의 선별 진료소를 배경으로 합니다.

하얀 면봉이 마법의 양탄자가 되어 해외 출국 비행기로 인도 할 것입니다.

)2

접수
거리 두기

병원 선별 진료소용

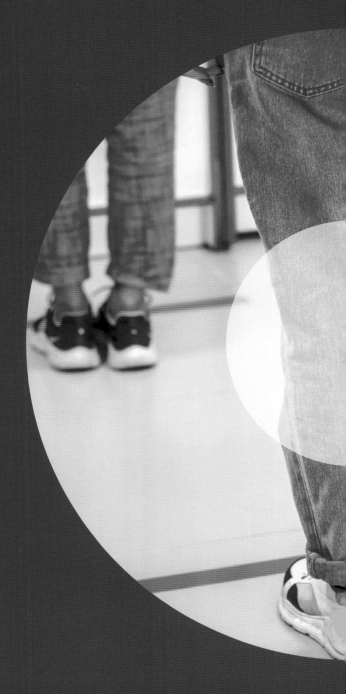

접수
거리 두기

 접수

선별 진료소에 도착을 하면 많은 사람들이 줄을 서 있을 겁니다.
선별 진료소에서는 출국자와 비출국자를 따로 분류하거나 분류하지 않는 곳이 있습니다. 줄을 서서 기다리면 됩니다.

여권 원본이나 여권 사본은 꼭 가져가셔야 합니다.
그리고 선별 진료소 접수실에서 접수를 합니다.

접수실 안에 들어가면 먼저 체온을 확인합니다. 정상 체온 37.5℃를 넘지 않으면 방호복을 입고 있는 직원이 질문을 합니다.

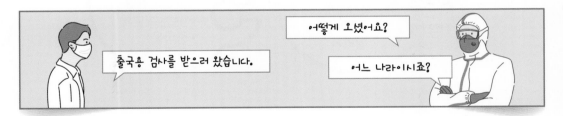

왜 이렇게 물어보냐면 선별 진료소에는 세 가지 문진표가 있습니다.

❶ 95개국용 문진표(95개국 모두 동일한 서식입니다)
❷ 중국용 문진표
❸ 무증상자용(제출, 진료용) 문진표

접수 5단계 진행과정

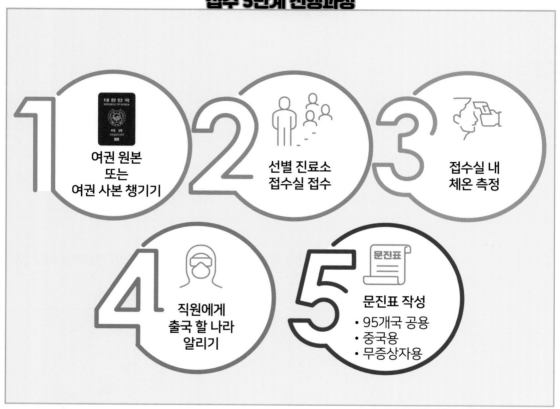

03

문진
문진표 작성

선별 진료소용

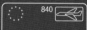

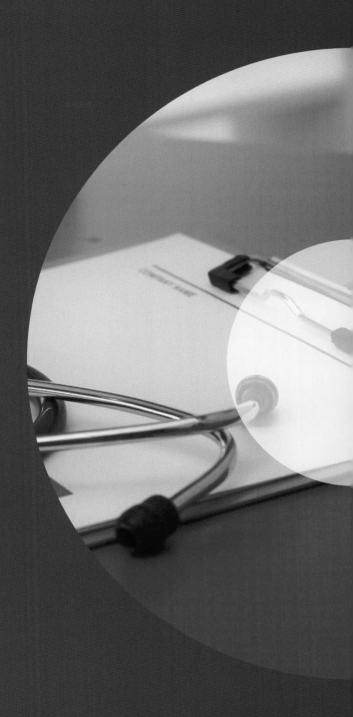

문진
문진표 작성

병원 선별 진료 접수 및 문진표 작성

정식 접수는 문진표를 작성하는 것부터 시작합니다.

<95개국 영문용>

Scan Me

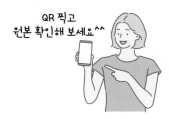

QR 찍고
원본 확인해 보세요^^

❸ 문진 문진표 작성

COVID-19 Departure Guide

<중국용>

순서(번호)		검사일자		방문국가	중국

환자선별진료 접수 및 기초문진(출국용)
患者筛选治疗受理及基础问诊(出境用)

* 본 서류는 개인정보보호법에 따라 진료 및 서류발급 용도로 사용되며 목적 외로 사용되지 않습니다.
* 本文件根据个人信息保护法只用于诊疗及发放文件, 不用于其它目的。

환자인적사항 患者个人信息

환자성명 患者姓名		주민번호 外国人入境年限	
연락처 联络处		직업 职业	
주소 住所	(		
방문국가 访问国家		탑승일자 및 시간 登机日期及时间	

기초 문진내용 基础问诊内容

1. 방문 및 접촉확인 访问及接触确认

① 해외국가 방문 및 여행력이 있습니까? □네(有) □아니요(没有.)
有访问外国家的历史吗? 방문국가(访问国家): 일(日)

② 가족 혹은 지인들 중 위의 국가를 방문 또는 여행력이 있는 분과 접촉한 사실이 있습니까?
家人朋友中, 有没有访问过上述国家或与有旅行经历的人接触过的事实吗?
□네(有) □아니요(没有)
방문국가(访问国家):
(입국일자入境日): 년(年) 월(月) 일(日)

③ 국내 '코로나19 발생지역 방문 및 여행력이 있습니까?
您是否在本국'Corona 19'发生地区访问或旅行的历史?
* 방문지역 및 장소(访问地区和场所):
* 체류기간(滞留期间): 년(年) 월(月) 일(日) ~ 년(年) 월(月) 일(日)

④ 확진자가 발생한 종교단체, 회사, 병원, 행사장 등을 참여 또는 근무를 한 경력 여부? (患者参与或参加发生确诊患者的宗教团体、公司、医院、活动场所等?)
□네(有) □아니요(没有)

⑤ 확진 환자 또는 가족격리자 접촉 여부?
确诊患者或居家隔离者是否接触?
□확진자(确诊患者) □가택격리자(居家隔离者) □아니요(没有)

2. 자가격리 확인 自行隔离确认

① 현재 자가격리 통지를 받으셨습니까? (现在收到自行隔离通知了吗?)
□네(有) □아니요(没有)
(자가격리 기간自行隔离期间:)

3. 진료사실 확인 诊疗事实确认

① 내원 전 진료기관에서의 검사이력 ?(来本院前是否有诊疗机关的检查历史了?)
□네(有) □아니요(没有)
* 검사종류(检查种类): □COVID-19검사(COVID-19检查) □X-ray
□독감검사(流感检查) □투약(投药)

② 현재 치료중인 질병 여부 및 투약정보 (기저 질환)
目前治疗中的疾病与否及用药信息 (基础疾病)
- 질환(疾病): □당뇨(糖尿病) □고혈압(高血压)
□심장 질환(心)脏疾病) □기타(其他)( )
- 투약(投药): □당뇨약(糖尿病药) □고혈압약(高血压药)
□심장 질환약(心)脏疾病药) □기타약(其他药)( )

③ 최근 또는 과거 수술정보(最近或过去的手术信息)
- 수술명(手术名):
- 수술시기 및 병원(手术时间和医院):

---

4. 현재 발현 증세 **目前症状**	① 발열(发热) □네(有) □아니요(不是) ② 기침(咳嗽) □네(有) □아니요(不是)
	③ 가래(痰痛) □네(有) □아니요(不是)
	④ 목 아픔(인후통) 喉咙痛 : 咽喉痛 □네(有) □아니요(不是)
	⑤ 콧물(鼻涕) □네(有) □아니요(不是) ⑥ 오한(发冷) □네(有) □아니요(不是)
	⑦ 기타 (其它)
	⑧ 증세 발현 시작일은(症状表现开始日期是):)
	⑨ 전혀 없습니다. (完全没有.))
5. 활력징후 **生命体征**	① 체온체온 : ( ) / 혈압血压 : (/)
	② 맥박脉搏 : (회) 会)
6. 기타정보 **其他信息**	① 키身高 : Cm 몸무게体重 : Kg
	② 흡연여부吸烟与否 : □흡연자吸烟者 (년年) □비흡연자 非吸烟者
	③ 음주 여부(饮酒与否) : □주週週 회次
	(내원 전날 혹은 당일 음주여부与否当天或前一天或当天是否饮酒) □네(有) □아니요(不是)
	④ 임신여부(怀孕与否) : □임신 중(怀孕中)
	□임신상태 아님不是怀孕状态
	⑤ 임신가능성여부可能性 : □없음有无 □있음有
	⑥ 약물알러지药物过敏 : □없음有无 □있음有
	⑦ 음식알러지食物过敏 : □없음有无) □있음有无
진행사항 선별진료실대기(筛选治疗等候室 (방번호房번号):) □차량대기车驾车等候	

* 상기문진내용이 사실과 다를 경우 법적책임은 본인에게 있음을 서명합니다.
即使上述问诊内容与事实不符, 法律责任由本人自己承担特此签名

환자명患者姓名(또는 대리인或代理人) : (서명 签名)

Scan Me

<무증상환자 검사용>

순서(번호)		검사일자		방문국가	

환자선별진료 접수 및 기초문진(출국용)

* 본 서류는 개인정보보호법에 따라 진료 및 서류발급 용도로 사용되며 목적 외로 사용되지 않습니다.

환자인적사항

환자성명		주민번호	
연락처		직 업	
주 소			
방문국가		탑승일자 및 시간	

기초 문진내용

1. 방문 및 접촉확인 * 3주이내 해외국가 방문력이 있는 경우 기준 -> 3주 이상 경과된 경우는 아니요에 √해 주세요	① 해외국가 방문 및 여행력이 있습니까? □네 □아니요 □중국 □미국 □이탈리아 □스페인 □프랑스 □이란 □일본 □기타( ) (입국일자: 년 월 일) ② 가족 혹은 지인들 중 위의 국가를 방문 또는 여행력이 있는 분과 접촉한 사실이 있습니까? □네 □아니요 □중국 □미국 □이탈리아 □스페인 □프랑스 □이란 □일본 □기타( ) (입국일자: 년 월 일) ③ 국내 '코로나19 발생지역에 방문 및 여행력이 있습니까? □네 □아니요 * 방문지역 및 장소: * 체류기간: 년 월 일 ~ 년 월 일 ④ 확진자가 발생한 종교단체, 회사, 병원, 행사장 등을 참여 또는 근무 및 참석 여부? □네 □아니요 ⑤ 확진 환자 또는 가택격리자 접촉 여부? □확진자 □가택격리자 □없음
2. 자가격리 확인	① 현재 자가격리 통지를 받으셨습니까? □네 □아니요 (자가격리 기간)
3. 진료사실 확인	① 내원 전 진료기관에서의 검사이력? □네 □아니요 * 검사종류 : □코로나검사 □X-ray □독감검사 □투약 ② 현재 치료중인 질병 여부 및 투약정보 (기저질환) - 질환 : □당뇨 □고혈압 □심장질환 □기타( ) - 투약 : □당뇨약 □고혈압약 □심장질환약 □기타( ) ③ 최근 또는 과거 수술정보 - 수술명 : (수술시기 및 병원)
4. 현재 발현 증세	① 발열 □네 □아니요 ③ 기침 □네 □아니요 ③ 가래 □네 □아니요 ⑤ 목 아픔(인후통) □네 □아니요 ⑥ 콧물 □네 □아니요 ⑥ 몸살 □네 □아니요 ⑦ 기타( ) ⑦ 증세 발현 시작일은 ( ) □ 전혀 없습니다. □
5. 활력징후	① 체온 :( ) ② 혈압 : (/) ③ 맥박 : (회)
6. 기타정보	① 키 : Cm ② 몸무게 : Kg ③ 흡연여부 : □흡연자 □ 년(하루 개피) □비흡연자 ④ 음주여부 : 주 회 (내원 전날 혹은 당일 음주여부 □네) ⑤ 임신여부 : □ 임신 중(주) 약물알러지 □임신상태 아님 ⑥ 임신가능성 : □있음 □없음 약물알러지 : □있음( ) □없음 ⑦ 음식알러지 : □있음( ) □없음

진행사항 : □선별진료실대기 (방번호:) □차량대기

* 상기문진내용이 사실과 다를 경우 법적책임은 본인에게 있음을 서명합니다.

환자명 (또는 대리인) : (서명)

Scan Me

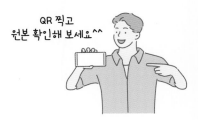

QR 찍고
원본 확인해 보세요^^

이렇게 세 가지가 있습니다.(단, 한 가지 문진표로 된 의료기관도 있습니다.)
문진표 양식에 자신의 인적 사항을 자세하고 정확하게 기재해야 합니다.
자신이 가야 할 나라의 문진표는 앞에 예시한 샘플을 참조하세요.

> 자세하고 정확하게 작성하셔야 합니다.
> 주소와 휴대폰 번호를 정확하게 잘 적어야 합니다.
> 만약에 양성 반응이나 다른 반응이 나왔을 때 보건소에서 찾아가야 하고, 휴대폰
> 으로 검사 결과를 문자로 전송하기 때문입니다.

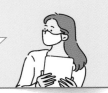

여권을 제시하면 영문 이름과 여권번호를 확인하기 위해서 사진을 찍습니다.
또는 복사하거나 그냥 적는 곳도 있습니다.

접수 번호는 온 순서대로 검사를 진행하기 위해서 반드시 받아야 합니다. 접수 번호가 없으면 이름으로
확인합니다.
접수 번호와 여권과 기초문진 서류를 받아서 작성합니다.

다 작성이 되면 서류를 다시 접수실 직원에게 제출합니다.
직원은 작성이 잘 되어 있는지 확인을 합니다.

기초문진표를 제출하고 확인하고 나면 접수가 끝나고 검사 차례를 기다리면 됩니다.

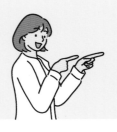

Advice
① 출국 접수의 시작
② 문진표는 사실 그대로 적을 것
③ 볼펜이나 필기구 챙겨 가면 좋음

)4

검사
2가지 검사 방법

병원 선별 진료소용

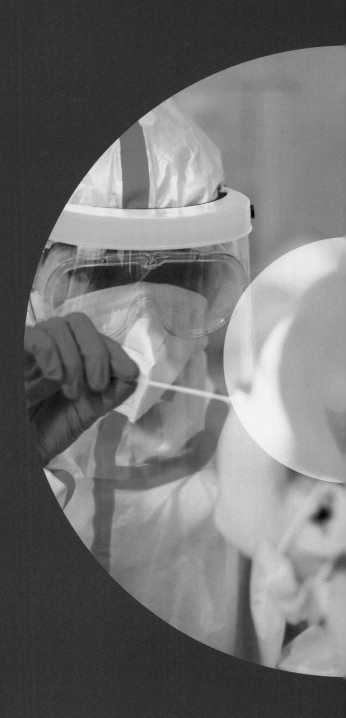

검사
2가지 검사 방법

🌐 **출국용 코로나19 검사(PCR) 2가지 방법**

1. 면봉으로 입과 코에서 체액을 채취하는 방법.

현재 중국을 제외한 95여개 국(뒷장에서 설명해드리는 나라들입니다)은 면봉으로 입과 코로 검사하고 결과에 따라 음성확인서가 발급 가능합니다.
중국 출국은 1차 예비 검사 면봉 검사와 2차 혈청, N단백질을 검사합니다.

기초문진표 접수 후 검사 완료까지 걸리는 시간은 약 30분 이내입니다. 단, 접수 후 바로 검사를 하면 되는데 10명 단위로 검사자를 모아서 검사를 하는 경우도 있습니다.

방호복을 입고 고글로 얼굴까지 가린 간호사가 번호와 이름을 부르면 한 명씩 선별 진료소 안으로 들어가서 검사를 받아야 합니다. "○○○님 맞으시죠?" 방호복을 입은 의사가 신분을 확인합니다.
곧 의사가 입과 코에 면봉을 집어넣어 체액 채취를 합니다. 입은 설압자(넓적한 모양. 나무로 만든 혀를 누르는 일회용 소모품)으로 혀를 누르고 목 속의 타액을 채취해서 별다른 고통이 없습니다.

의사는 코 검사 전 코가 불편한지, 콧물이 있는지 물어봅니다. 콧물이 있는 경우 검사에 영향을 줄 수 있기 때문에 콧물을 제거 합니다. 의사는 면봉이 오염이 되지 않도록 조심하면서 시술의 불편감을 설명합니다.

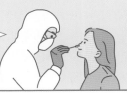

환자분, 코가 불편하실 수 있고 약간의 통증이 있을 수 있습니다.
고개를 뒤로 젖히시면 안 됩니다.

※투명한 면봉(15cm) 그중에서 8cm가 콧구멍 깊숙이 들어가서 일겁니다. 또 채취를 위해 휘젓습니다. 그로인해 약간 불편할 수도 있습니다. 코 깊숙이 면봉을 넣어 점액을 채취하는 독감 검사와 검사 방식이 비슷합니다.

검체를 삼중용기에 담아 검사실로 이동합니다. 세심하고 주의 깊게 검사를 하는 이유는 '미결정'이 나오는 경우 때문입니다.

※미결정이란 검체의 양이 적거나 검체가 오염된 경우 '미결정'이 나옵니다. 그러면 신속하게 전화 연락을 해서 다시 검사를 해야 합니다.
'미결정'인 경우 검사비도 두 배가 들어갑니다.

두 개의 면봉 중 하나라도 양성이 나오면 '양성'으로 판정합니다.

2. 팔 정맥에서 피를 뽑아 혈청과 N단백질 검사를 하는 방법(중국 출국자의 경우만 확인해 주세요~)

다음은 혈청검사(IgM)나 N단백질 검사를 하기 위해서 피를 뽑아야 합니다. 피를 뽑는 것은 방호복을 입은 간호사들이나 임상병리과 직원이 합니다.
혈청 검사 채혈은 무조건 팔뚝 정맥에서 뽑습니다. 3CC 정도 뽑게 되며 채혈 후에는 동그란 밴드(🔲)를 붙여 줍니다. 색깔은 살색으로 되어 있습니다.

: 중국 출국 혈청검사나 N단백질 검사에서 '양성'이 나온 경우 대처 방법은 '중국편'에서 따로 다룹니다. 양성이 나오신 경우 반드시 확인하시기 바랍니다.

모든 검사가 다 끝나면 다시 선별 진료소 접수실로 가서 수납을 하시면 됩니다.

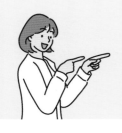

Advice
① 입은 괜찮은데 코는 약간 힘들 수 있음
② 중국을 제외한 95개국은 면봉으로 검사
③ 중국만 혈청검사와 N단백질 검사 추가
④ 양성이나 미결정이 나올 수도 있음. 그걸 대비해 오전 시간 검사 유리

)5

검사비 지불*비의료보험
그리고 귀가

선별 진료소용

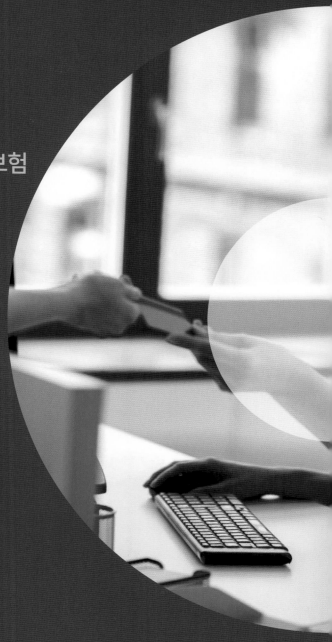

검사비 지불
그리고 귀가

🌐 검사비

출국인 경우에는 의료보험이 되지 않습니다. 검사 목적이 출국이기 때문입니다.
병원등급별로 금액 산정이 달라서 금액 차이가 있습니다.

일반 출국인 경우 수납비용

- 95개국
  진료비(의사가 검사를 하기 때문) + 감염예방관리료 + 코로나 PCR 검사비 = 12~15만원
- 중국
  진료비 + 감염예방관리료 + 코로나PCR = 12~15만원

중국 검사비

- 1차 예비 검사비(출국 7일 전)
  진료비+감염예방관리료+코로나PCR검사비 = 12~15만원
- 2차 검사비(비행기 탑승 2일 전)
  예시1)
  백신 미접종자 또는 불활화백신 시노팜 / 시노백 / 케웨이푸 / 심천캉타이 등을 접종한 경우
  진료비 + 감염예방관리료 + 코로나PCR검사비 + 혈청검사(IgM) = 18~20만원
  예시2)
  비불활화 백신 화이자/ 모더나/ 얀센/ 아스트라제네카/ 칸시노/ 안휘지페이 등을 접종한 경우
  진료비 + 감염예방관리료 + 코로나PCR검사비 + N단백질IgM항체 검사 = 18~22만원

수납 직원 안내 멘트

1. 코로나 검사 결과는 검체 후 최소 6시간 이상 경과 후에 나옵니다.
2. 결과는 휴대폰 문자로 보냅니다. 다음 날까지 시간 내에 문자로 전송해드립니다.
3. 만약에 검사 진행 정도에 따른 변동이 발생될 수 있으니, 다음 날 오전에도 문자가 오지 않을 때 병원으로 문의해 주세요.
4. 출국용 음성확인서 서류 발급 가능 시간은 오전 09:30~12:00, 오후 13:30~17:00까지입니다.
   토요일 근무시간은 오전 8시 45분 ~ 12시 30분까지입니다.
   일요일, 공휴일은 휴무 및 발급 불가
   영수증과 안내문을 받으시면 됩니다.

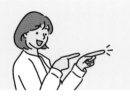
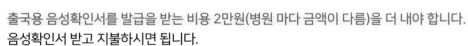

Advice

일요일, 공휴일에도 발급이 가능한 병원이 있습니다.
원무과에 확인해 보세요.

출국용 음성확인서를 발급을 받는 비용 2만원(병원 마다 금액이 다름)을 더 내야 합니다.
음성확인서 받고 지불하시면 됩니다.

검사 결과가 나오기까지는 약 6~8시간가량 걸립니다.
그리고 서류 발급은 업무 시간에 가능합니다.(당일 발급이 가능한 병원도 있습니다.)
그러나 대부분은 다음 날 9시 이후에 음성확인서를 발급 받을 수 있습니다.

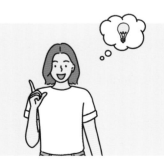

Advice

① 의료보험이 되지 않음, 본인 100% 부담
② 비용은 9만원에서 18만원 사이
③ 음성확인서 발급 비용 2만원 정도 추가
④ 대부분 음성확인서 발급은 검사 다음 날부터 가능

)6

결과 문자 확인
음성확인서 발급

선별 진료소용

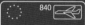
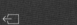

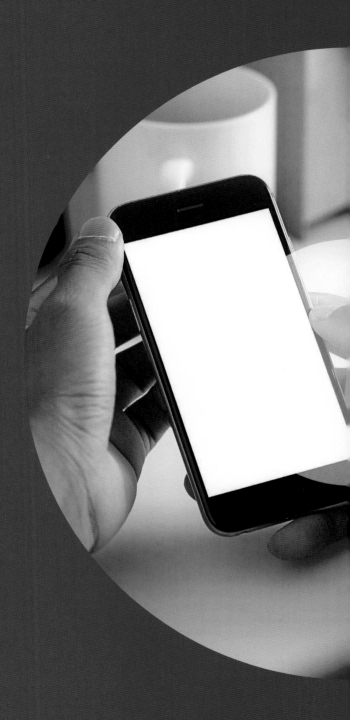

결과 문자 확인
음성확인서 발급

🌐 결과 문자

오전 10시 30분 이전에 검사를 하면 오후에 문자가 옵니다. '음성'이라는 확인 내용입니다.

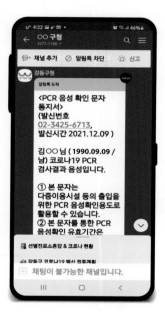

검사한 시간이 오전 10시 30분 이전이면 오후 8 : 30분쯤 문자 메시지가 옵니다.
그러나 오후 12시 이후 검사 결과는 다음 날 오전 08 : 30분쯤 메시지가 옵니다.

만약 메시지가 도착하지 않았다면 수납 후 받으신 안내문에 있는 전화번호로 확인하세요.

🌐 음성확인서 발급

검사 다음 날 오전 9시 이후에 검사한 병원으로 음성확인서를 발급 받으러 갑니다.

✌ 가지 발급 방법

① 가정의학과 접수 후 의사 면담하고 발급
② 미리 작성해 놓은 음성확인서 원무과에서 발급

• 의사 면담 후 발급

   의사 소견서는 '의사가 이러저러한 것을 certify(서면으로 증명)한다.'라고 적는 서류라 여행사에서 요구하는 사항을 넣기엔 적절하지 않다고 합니다. 그러나 코로나19 상황인 만큼 모두 적어주셨습니다.

   담당의 선생님께서 환자와 같이 오타 확인하면서 다 체크해주셨어요. 필요하신 서류 있으시면 가져와서 의사 선생님과 작성하시면 됩니다.

확인서 수령하려 하면 반드시 여권이나 휴대폰으로 찍어 놓은 사본이나 복사한 사본이 필요합니다. 여권과 확인서에 있는 영문 이름과 여권번호가 일치해야 합니다.

만약에 틀리면 공항 출국 심사를 통과할 수 없습니다.
그렇다면 출국이 불가능 하겠죠?

음성확인서 4단계 발급 과정

1	2	3	4
발열 체크 병원 입장	**신분 확인** (QR 또는 안심콜, 수기명부, 2월 19일부터 잠정 중단)	**의사 면담 또는 원무과 제증명 창구 방문** (여권 제시, 코로나 음성 확인서 발급 요청)	**발급** (여권 내용과 음성확인서 인적 사항 확인)

발급 소요 시간

30분 ~ 1시간 정도 : 전날 검사한 확인서를 출력해야 하기 때문입니다.
그렇지 않고 병원에서 지정한 시간(오전 9시 정도)에 도착하자마자 곧바로 확인서를 받을 수 있는 병원도
있습니다.

코로나 검사가 가능한 병원 선별 진료소를 알아 볼 때, 다음 날 확인서를 발급 받을 시 시간이 얼마나 걸리
는지도 함께 물어보세요. 그러면 원무과에서 확인서 받을 수 있는 시간을 알려 줄 겁니다.

비용(2만원 정도)을 수납 후, 음성확인서 발급 완료.
음성확인서와 본인 여권 영문 이름과 여권번호 대조 확인, 생년월일, 검사 일자, 시간, PCR 검사 결과
(negative)를 꼼꼼하게 확인해야 합니다.

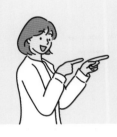

Advice
① 여권이나 사본 꼭 챙기기
② 영문 이름, 여권번호, 검사 결과는 반드시 확인
③ 간혹 건성으로 확인하시고 오탈자 때문에 다시 병원에 내원하는 경우도 있음
④ 꼭 안내 받은 시간에 방문할 것

❻ 결과 문자 확인, 음성확인서 발급

COVID-19 Departure Guide

< 음성확인서 샘플 : 92개국 모두 동일 >

음성확인서가 다른 일본, 태국, 말레이시아는 아래 세 나라에 대한 파트가 따로 있습니다.

DOCTOR'S NOTE

Registration No : 00000000-00000

Patient's No : 000000

| Patient's Name | HONG GILDONG | SEX | M | 000000-0000000 | 00 |

| Social Security Number | 000000-0000000 |

| Address | 영문 주소 |

| Diagnosis | Z115 Special screening examination for other viral diseases |

| Date Of treatment | ☑ OPD ☐ ADM   0000-00-00 ~   0000-00-00 |

| Patient's Condition | He has taken the examination of COVID-19 RT-PCR

on date 11 OCT 2021 in 0000 HOSPITAL.

The result is Negative

He is free from the COVID-19 disease.

PASSPORT NUMBER : 여권번호

• He has no fever or any other abnormal symptoms : he is fit to fly and travel.

• For which test
  - Detection of COVID-19 gene using real-time RT PCR

• Type of specimen
  - Nasopharyngea Swab (NOSE)+Oropharyngeal sweb (NECK-THROAT) |

It is certified as stated above.

DATE OF ISSUE : 0000-00-00

Hospital Name

Address   영문 주소   (DIRECT)

Telephone No   000-0000-000   (FAX) 000-0000-000

License No :   00000   Certifying Physician's Name :

RESULT REPORT(영문 결과지)

Patient's No.	환자번호	Patient's Name	환자(영문)이름	sex	■ M ☐ F	Date of Birth	영문생년월일
name of MD.			의사영문성명				

Barcode No	검사번호	prescription Date	검사날짜	enforcement Date and Time	검사일시(영문)
				the date and time of the result	검사결과 일시(영문)
prescription (검사종류)	COVID19 (PCR) Naso+Oropharyngeal sweb	result value (검사결과)		Negative	

* Agency commissioned to inspect PCR :   0000 HOSPITAL

* The agency that conducted the PCR inspection :
     000 Laboratories   TEL. 00-0000-0000   FAX. 00-00-000-0000   E-mail. info@0000.co.kr

Hospital Name   0000 HOSPITAL   (official seal)

Address   병원 주소

Telephone No : 00-00-0000-000   Fax No : 00-00-000-0000

< 중국 음성 확인 시험 성적서 샘플 >

시험 성적서(Test Result)		접수번호 (Registration No.)		
의뢰기관명 (Name of the Organization)				
환자성명 (Patient Name)		생년월일 (Date of Birth)	여권번호 (Passport No.)	

시 험 결 과

시험항목 (For which test)		검체종류 (Type of pecimen)	시약 종류 (Brand of the test reagent)	시험결과 (Result)	검체채취 일시 (Time and Date of Specimen Collection)
Detection of COVID-19 gene using real-time RT PCR**(Pre-test)**		NP sweb Naso+Oropharyngea (상기도)			
Detection of COVID-19 gene using real-time RT PCR		NP sweb Naso+Oropharyngea (상기도)			
선택 항목 (Selectors)	Detection of COVID-19 Antibody **(IgM only)**	Serum only (혈장)			
	Detection of COVID-19 gene using real-time RT PCR	NP sweb Naso+Oropharyngea (상기도)			
	Detection of COVID-19 Antibody **(N Protein)**	Serum only (혈장)			

※ 주의사항
1. 이 성적서는 의뢰인이 제공한 검체에 대한 시험 결과이며, 감염병 확인 이외의 용도로 사용할 수 없습니다.
   (This result is about testing the provided specimen. This cannot be used for other purposes than checking up for the disease.)

○ ○ ○ ○ 병 원 장 (인)
Director of ○○○○○ Hospital

(발급일자) 00 000 0000
(Date of Issue)

기관전화번호 (Telephone)		기관주소 (Address)	

Scan Me

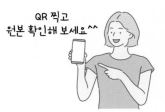

QR 찍고
원본 확인해 보세요^^

❻ 결과 문자 확인 음성확인서 발급

COVID-19 Departure Guide

)7

양성이 나온 경우
대처법

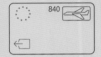

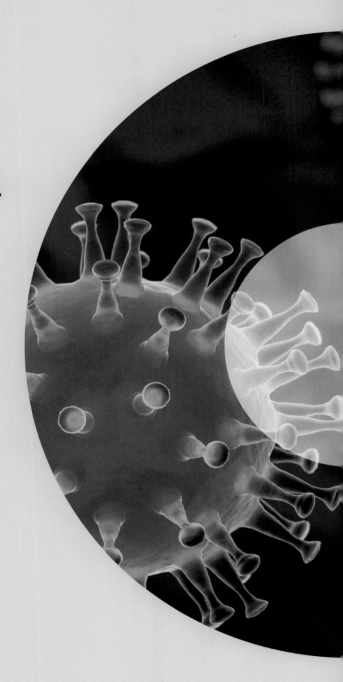

양성이 나온 경우
대처법

🌐 양성 판정

PCR 검사에서 '양성' 나와서 하늘이 무너지는 마음이실 텐데요.

※ 이런 경우 출국은 불가능하며 관할 보건소를 통하여 격리 및 치료를 받게 됩니다.

　치료가 종료된 후 나라별 출국 절차를 진행해야 합니다.

모든 종류의 백신 접종자는 반드시 전 횟수 접종 완료 14일 후에 검사 및 신청하는 것을 권장합니다.

🌐 코로나-19 과거 감염자 신청 안내 (출처:질병관리청)

과거 코로나-19로 확진된 바가 있거나 판정을 받은 경우(백신 접종으로 인한 경우 제외) 다음과 같이 신청하여 주시고, 최소 20일이 소요됨을 유념하세요.

PCR 검사에서 양성이 나온 경우 코로나-19 확진 환자의 격리 치료 후 기준에 따라 바이러스 전파 우려가 없다고 판단되어 격리가 종료하는 것을 '격리 해제'라고 합니다.

격리 치료란 의료기관 입원 또는 생활치료시설 등에 입소하여 치료 받는 것을 의미합니다.

코로나-19 격리 치료 후 격리 종료하는 자는 완치자가 아닌 '격리 해제자'라는 단어를 사용합니다.

전파 우려가 없지만 코로나-19 관련 증상이 발생할 수 있으며 완치자와도 구분됩니다.

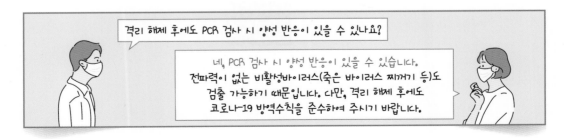

보건당국에서 확인한 증명서로 [격리 해제 확인서](보건소 발급)가 있습니다.

적법하게 발급된 격리 해제 확인서 또는 음성확인서가 있는 경우 즉시 일상생활 복귀가 가능합니다.
▶ 직장, 학교, 의료기관, 요양병원 등

 코로나19 대처 방법 제공 사이트

ㅣ 질병관리청 ㅣ www.kdca.go.kr

ㅣ 예방접종 도우미 > 전자민원서비스 > 예방접종증명서 ㅣ www.kdca.go.kr

ㅣ 대한민국 재외공관 - 외교부 (mofa.go.kr) ㅣ

ㅣ 안전공지 > 외교부 해외안전여행 (0404.go.kr) ㅣ

ㅣ 코로나 업데이트 - 출입국 규정 | 대한항공 (koreanair.com) ㅣ

ㅣ 국가별 입국 제한 안내 | 아시아나항공 (flyasiana.com) ㅣ

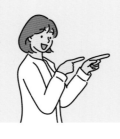

Advice

① 양성 결과가 나오면 보건소 신고 후 격리해야 함

② 나라별로 양성 확진자에 대한 대처 방법이 다름.

③ 다음 편에 있는 대사관 영사관을 정리한 큐알 코드 찍고 확인하면 됨.

병원 선별 진료소에서
코로나 음성확인서
발급이 가능한 96개국

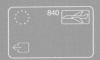

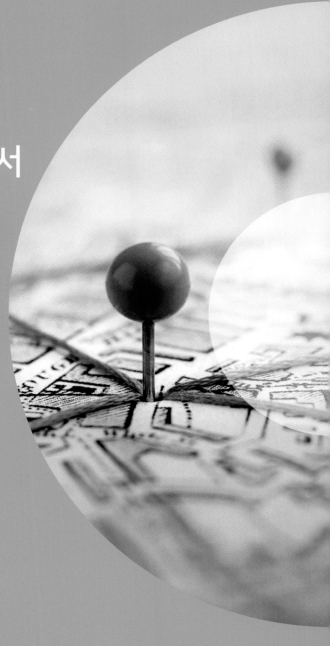

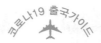
병원 선별 진료소
음성확인서 발급이 가능한
96개국

유럽

그리스, 네덜란드, 노르웨이, 덴마크, 독일, 벨기에, 스웨덴, 스위스, 스페인, 슬로바키아, 아이슬란드, 아일랜드, 알바니아, 영국, 오스트리아, 우크라이나, 이탈리아, 조지아, 체코, 크로아티아, 터키, 포르투갈, 폴란드, 프랑스, 핀란드, 헝가리, 아르메니아, 몬테네그로

중동

레바논, 모로코, 바레인, 사우디아라비아, 아랍에미리트, 이라크, 이스라엘, 이집트, 카타르, 쿠웨이트

아프리카

가봉, 남아프리카공화국, 마다가스카르, 케냐, 탄자니아, 토고, 알제리, 르완다, 보츠와나, 모잠비크, 적도기니, 에티오피아

러시아,중앙아시아

러시아, 우즈베키스탄, 카자흐스탄, 키르기스스탄, 타지키스탄, 투르크메니스탄

동북아시아

대만, 마카오(중국), 몽골, 일본, 중국

서남아시아

네팔, 몰디브, 방글라데시, 부탄, 스리랑카, 인도, 파키스탄

동남아시아

동티모르, 라오스, 말레이시아, 베트남, 싱가포르, 인도네시아, 캄보디아, 태국, 필리핀

오세아니아

뉴질랜드, 파푸아뉴기니, 호주

북미

미국, 캐나다, 괌(미국령)

중남미

멕시코, 브라질, 아르헨티나, 온두라스, 우루과이, 칠레, 코스타리카, 콜롬비아, 쿠바, 파나마, 파라과이, 에콰도르, 페루

09

음성확인서 서식
다른 나라

중국
일본
태국
말레이시아

음성확인서 서식 다른 나라
중국

🌐 중국 출국 단계

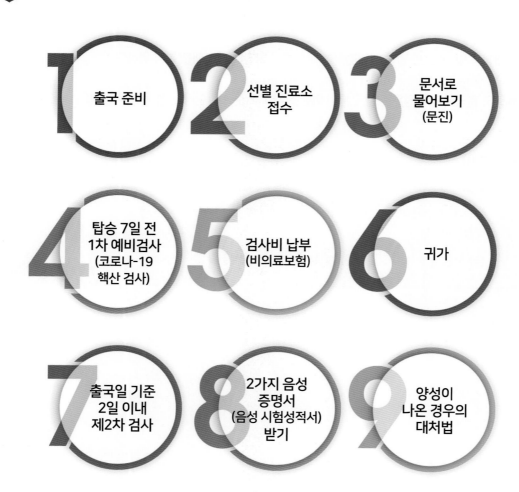

1 출국 준비

2 선별 진료소 접수

3 문서로 물어보기 (문진)

4 탑승 7일 전 1차 예비검사 (코로나-19 핵산 검사)

5 검사비 납부 (비의료보험)

6 귀가

7 출국일 기준 2일 이내 제2차 검사

8 2가지 음성 증명서 (음성 시험성적서) 받기

9 양성이 나온 경우의 대처법

COVID-19 Departure Guide

🌐 중국 출국자 검사 일정에 대한 예시

(예시) 2022년 3월 5일 출국자인 경우

[1차 검사] 2022년 2월 26일 PCR검사 시행

[2차 검사] 2022년 3월 3일 ~ 2022년 3월 4일 이내 PCR검사와 불활화 백신 접종자 또는 미접종
자는 혈청(IgM) 검사를 시행
비불활화 백신 접종자는 N단백질 검사 시행

※ 재검사 및 QR코드 발급과 관련하여 여유롭고 안전하게 진행을 하기 위하여 2차 검사는 가급적 출
국 2일 전에 시행하는 것이 좋습니다.

※ 중국 출국자의 일정은 시간 구분이 아닌 일자를 기준으로 한다는 점 꼭 기억하세요.

01. 출국 준비

> 중국으로 출국하는 경우, 반드시 주한 중국 대사관 지정 병원에서 코로나 검사를
> 받아야 합니다. 지정 병원 명단은 자주 변경되니 다음 QR에서 반드시 확인해야
> 합니다.
> 검사 기준, 운영 시간, 주말 및 공휴일 진료 여부, 예약 방식을 확인해야 합니다

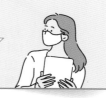

중국의 경우 유일하게 대사관에서 의료기관을 지정해 출국용 코로나-19 검사를 시행하고 이 의료기
관에서 발급된 지정 양식만을 인정하기 때문입니다.

실시간으로 새로운 중국 출국 요구 사항이 올라옵니다. 큐알 코드 찍고 확인해 보세요.

I 영사 서비스 I   china-embassy.org(주한 중국 대사관 코로나-19에 대한 최신 뉴스 시청)

I 중국 대한민국 대사관 | mofa.go.kr

I 주한 중국 대사관 코로나 지정 병원 I   www.mfa.gov.cn

COVID-19 Departure Guide

02. 선별 진료소 접수

선별 진료소에 검사하러 갈 때 여권이나 여권 사본 꼭 가져가야 합니다.

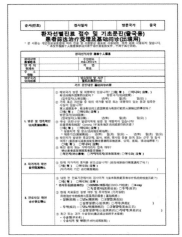
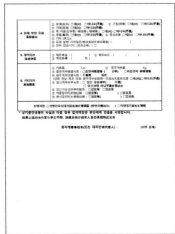

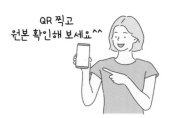

QR 찍고
원본 확인해 보세요^^

03. 문진(문서로 물어보기)

앞 24페이지의 문진표 내용을 참조 하세요.

중국 출국은 두 번 검사를 합니다. 1차 예비 검사 비행기 탑승 7일 전, 2차 검사 탑승 전 2일 이내.

1차 예비 검사는 코로나19 PCR 검사만, 2차 검사는 백신 접종에 따라 혈청(IgM) 또는 N단백질 검사를 팔의 정맥에서 피를 뽑아 합니다. 기초문진표 접수 후 검사 완료까지 약 30분 이내입니다.

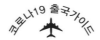
04. 코로나19 핵산 검사와 혈청(IgM) 또는 N단백질 검사

① 면봉 검사는 앞에 서술한 내용과 동일합니다.

② 백신 미접종자 또는 불활화백신 시노팜/ 시노백/ 케웨이푸/ 심천캉타이 등을 접종한 경우 혈청 (IgM) 검사 채혈은 팔뚝 정맥에서 3CC 정도 하며 채혈 후에는 동그란 밴드를 붙여 줍니다.

③ 비불활화 백신 화이자/ 모더나/ 얀센/ 아스트라제네카/ 칸시노/ 안휘지페이 등을 접종한 경우 혈액을 뽑아야 하며, 방호복을 입은 간호사나 임상병리사가 합니다.

> 출국용으로 혈청 검사를 했을 경우 항체가 생겼는지 궁금하실 텐데요.
> 시험 성적서에는 음성 확인만 나가기 때문에 항원과 PCR 결과만 나옵니다. 그래서 항체에 대한 결과는 주지 않습니다.
> 항체가 생겼는지를 알려주는 병원도 있는데, 이 결과는 정확한 검사가 아닙니다. 마치 임신테스트기에 임신이라고 나와도 병원에 가서 의사에게 임신 확진을 받아야 합니다. 이 검사 결과도 마찬가지로 정확한 것은 아닙니다.
> 그래서 항체를 확인하기 위해서는 항체 검사를 따로 받아야 합니다.

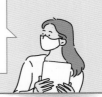

05. 검사비 납부(비의료보험)

출국 코로나-19 핵산 검사는 의료보험이 적용되지 않습니다.

06. 귀가

검사 결과가 나오기까지 약 6~8시간 걸립니다. 병원마다 검사 장비에 따라서 서류 발급이 각각 다를
수 있습니다. 오전에 검사하면 오후에 발급 가능한 곳도 있습니다. 다음 날 발급이 되는 곳이 보편적
입니다. 미리 확인해 보세요.
서류 발급은 병원의 정상적인 업무시간에만 가능합니다.

07. 1차 예비 검사, 2차 검사 후 음성 증명서(음성 시험성적서) 받기

한 병원에서 코로나 핵산 및 혈청 항체 IgM 검사를 동시 진행할 경우, 1장의 증명서에 2가지 결과를
담을 수 있습니다. 혈청 항체 검사를 다른 병원에서 한 경우 2개 기관에서 각각 핵산 검사 결과와 혈
청 항체 검사 결과 2장의 증명서를 받아도 됩니다.

중국 대사관과 직접 통화로 확인한 확실한 결과입니다.
① 1차 예비 검사와 2차 검사를 한 병원에서 다 마친 경우는 음성 시험성적서 한 장에 결과를 다 넣을
   수 있습니다.
② 1차 예비 검사와 2차 검사가 다른 병원이라면 시험성적서는 따로 받아 2장이 되어야 합니다.

▶ 증명서 발급 2가지 방법

1. 원무과에서 직접 증명서를 발급
   ① 원무과에 여권 제시(원본과 휴대폰으로 찍은 사본, 복사본 다 확인 가능), 원본이 아닌 경우
      신분증 원본은 필수(개인정보보호법)
   ② 발급에 걸리는 시간 : 30분 ~ 1시간 정도
   ③ 비용 : 2만원(병원 마다 금액은 다를 수 있음)
   ④ 여권과 증명서에 있는 영문 이름과 여권번호를 확인(원무과 직원이 직접 두 가지를 확인해
      주는 병원도 있습니다.)
      그 다음에 생년월일, 검사 일자, 시간, PCR 핵산 검사 결과(negative), 혈청(negative), N단
      백질(negative)을 반드시 확인해야 합니다.

2. 의사 면담 후 증명서 발급

앞에 설명한 증명서 발급과 방식은 같습니다.
이건 중요! 다시 한 번 다음 안내를 확인해 보세요.

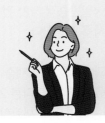

Advice

증명서(결과지) 받고 꼭 확인해야 하는 것
① 이름(여권 내 영문 이름)   ③ 탑승 전 2일 이내 검체를 채취하였다는 사실
② 여권번호 확인   ④ 코로나-19 핵산 검사 방법(PCR)
⑤ PCR 핵산 결과(negative), 혈청(negative), N단백질(negative)

위 내용이 필수로 기재되어 있어야 합니다.

08. 양성이 나온 경우의 대처법

모든 종류의 백신 접종자는 반드시 전 횟수 접종 완료 14일 뒤에 검사 및 신청하는 것을 권장합니다.

• 과거 감염자

코로나19 확진 판정을 받았거나, 확진 판정은 받지 않았지만 PCR 또는 IgM/ IgG/ N단백질 IgM항체 검사에서 양성 판정을 받은 사람(백신 접종에 의한 항체 양성 판정은 제외), 아래의 순서에 따라 신청하며, 전체 과정은 최소 1개월 이상 소요될 수 있기 때문에 준비 시간을 넉넉하게 계산해야 합니다.

1) 예심 신청: 중국대사관 지정 검사기구에서 2번의 PCR검사(검체 채취 간격 24시간 이상), 1번의 폐부 영상학 검사(CT 또는 X-RAY)를 진행하며, 이 3번의 검사는 모두 3일 이내에 진행해야 합니다. 해당 3장의 검사 결과서는 개인정보/ 검사 방법/ 채취 시간을 명시해야 합니다.
폐부 영상학 검사 결과서(진단서 또는 소견서)에 코로나19 의심 증상이 없다고 기재되어 있고, PCR 검사 결과 모두 음성으로 확인되면 첫 번째 검사 후 3일 이내에 이 모든 검사 결과서를 예심 이메일(hg0404@126.com)로 제출한다. 이메일 제목은 "이름+첫 번째 검사 날자+预审"으로 하며, 연락처와 중국 출국 예정 날짜를 적고, 여권 정보면 사진을 첨부하여 보냅니다.

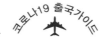

2) 자가 격리와 건강 모니터링 : 예심 통과 답장 이메일을 받은 후, 14일간의 자가 건강 모니터링을 진행할 수 있고, <과거 감염자/ 밀접 접촉자/ 상륙 선원 자가 건강 모니터링 폼>(첨부3)을 작성한다.

3) 격리 및 건강체크 기간 중 이상이 없다면, 항공편 일정을 계획할 수 있고, 규정에 따라 탑승 7일 전 1번의 PCR검사로 예비 검사, 7일 간 자가 건강 모니터링을 진행하고 <일반승객 자가 건강 모니터링 폼>(첨부2)를 작성하고, 본인의 접종 상황에 맞는 탑승 2일 전 검사를 진행한다.

① 미접종자 : 탑승 2일 전 1번의 PCR + 1번의 IgM항체 검사, "음성" 결과 시험성적서 제출
② 불활화 백신 접종 완료자(불활화 + 비불활화 교차접종자 포함) : 탑승 2일 전 각각 다른 2곳의 병원에서 2번의 PCR검사, 또는 동일 병원에서 2가지의 다른 시약을 사용하여 따로 채취한 검체로 2번의 PCR검사, "음성" 결과 시험성적서 제출
③ 비불활화 백신 접종 완료자 : 탑승 2일 전 1번의 PCR + 1번의 N단백질 IgM 검사, "음성" 결과 시험성적서 제출

4) 2), 3)번 항목의 해당 서류를 제출하여 건강 QR코드를 신청한다. 만약 탑승 2일 전 검사에서 IgM 또는 N단백질 IgM항체 검사 양성 판정을 받는다면, 다시 14일 격리와 건강 모니터링을 진행해야 하고, 예심 신청은 필요하지 않다.

• 밀접 접촉자
1) 의심 환자 또는 확진자의 증상 발현 2일 전부터 또는, 무증상 감염자의 확진 판정 2일 전부터, 가까운 거리에서 미흡한 방역조치 하에 접촉한 사람을 밀접 접촉자로 분류한다. 만약 중국행 항공편 탑승 전 20일 이내에 밀접 접촉했다면, 한국 정부에서 발행한 <격리해제증명서>와 당시 검사 결과서를 제출한다.
2) 위의 서류를 제출할 수 없다면, 14일 간 격리와 자가 건강 모니터링을 진행하고, <과거 감염자/ 밀접 접촉자/ 상륙 선원 자가 건강 모니터링 폼>(첨부3)를 작성하여, 그 기간 중 1, 4, 7번째 날에 각각 1번의 PCR검사를 진행 음성 결과를 받은 사람만 정상적으로 탑승 전 검사를 받을 수 있다.(접종 상황에 따라 '1. 검사와 건강모니터링' 요구대로 검사)
3) 제출서류 : <과거 감염자/ 밀접 접촉자/ 상륙 선원 자가 건강 모니터링 폼> + 3번의 PCR 검사 결과 <시험성적서> + 탑승 2일 전 음성 결과 <시험성적서> 를 제출하여 건강QR코드 신청

- 중국행 탑승객 건강 QR코드 신청 요구 추가 사항에 관한 설명
  http://kr.china-embassy.org/kor/lsfw/202109/t20210908_10005475.htm

- **외국인 건강 QR코드 신청 매뉴얼(한국인/ 제3국인 참고용)**
  건강 QR코드 신청 매뉴얼(china-embassy.org)

질병관리청
예방접종 도우미 >전자민원서비스 >예방접종증명서(kdca.go.kr)

접속 후 오른쪽에서 두 번째 '전자민원 서비스'를 누르면 '예방접종 증명서'를 발급 받을 수 있습니다.

이중 국적자는 비행기표를 산 여권으로 음성확인서를 받아야 합니다.

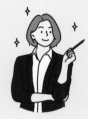

Advice
① 세계에서 출입국이 가장 까다로움
② '새로운 중국 출국 요구 사항'은 중국 영사서비스 큐알 코드 찍고 확인 필요함.
③ 백신 접종 후 양성인 경우에는 질병청 백신접종 증명서를 발급 받아 같이 제출해야 함
④ 음성 시험성적서 발급 전 검사가 수시로 변동되고 있음. 아래의 중국 영사 서비스 '중국행 비행기 탑승전 코로나 검사 방법 조정에 관한 통지'를 확인해야 함. 큐알 코드 찍으면 바로 나옴.
⑤ 중국 출국 한국인은 아래 '대한민국 대사관 큐알 코드' 찍고 실시간 정보를 확인하면 됨.

중국 영사 서비스(china-embassy.org)

대한민국 코로나19 관련 공지 목록주 중국 대한민국 대사관(mofa.go.kr)

음성확인서 서식 다른 나라
일본

🌐 일본 출국자 검사 일정에 대한 예시

만약 2022년 2월 10일 21시 일본 공항에 도착하는 경우(일본은 일본 공항 도착시간을 기준)
* 일본의 경우 시간을 기준으로 하고 있어 검사 시간으로부터 일본 공항 도착까지 72시간 이내의 검사 결과 서류를 지참해야 되기 때문에 2022년 2월 7일 21시 이후 검사를 진행해야 합니다.

🌐 일본으로 출국할 때 음성확인서

> 일본은 다른 나라와 다르게 일본 공항 도착 시간을 기준으로 하고 있습니다. 그래서 검사도 도착 시간 기준 72시간 이내에 검사한 것에 한해서만 인정을 하고 있습니다.

일본은 코로나-19 관련된 음성확인서를 일본 정부에서 기준 서식을 마련해 이 서식을 기준으로 검사 및 발급과 출국이 이루어질 수 있도록 하고 있습니다.

현재 2021년 7월 1일 고지한 서식이 최종 서식으로 이후 변경될 가능성이 있으나, 일본 대사관 홈페이지의 공지만 있을 뿐 방문자 또는 의료기관에 별도의 공지를 하지 않아 필요 시 바뀐 서식을 미리 확인하여 의료기관에서 적용가능 여부를 체크해야 합니다.

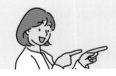

Advice
이중 국적자는 비행기표를 산 여권으로 음성확인서를 받아야 합니다

COVID-19 Departure Guide

음성확인서 발급

<코로나 핵산검사 음성확인서(샘플)>

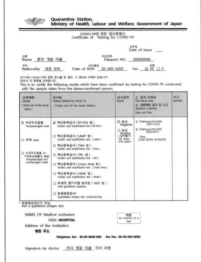

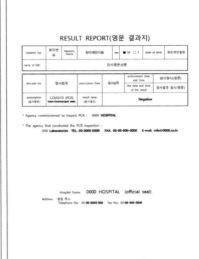

주한 일본 대사관 [VISA] 비자 및 영사 | 주대한민국 일본국대사관 (emb-japan.go.jp)

주일본 대한민국 대사관 영사 소식 목록 주일본 대한민국 대사관 (mofa.go.kr)

음성확인서 서식 다른 나라
태국

🌐 태국 출국자 검사 일정에 대한 예시

만약 2022년 2월 10일 21시 태국으로 출국하는 경우
* 태국의 경우 시간을 기준으로 하고 있어 검사 시간으로부터 출국 시간 72시간 이내의 검사 결과 서류를 지참해야 되기 때문에 2022년 2월 7일 21시 이후 검사를 진행해야 합니다.

🌐 태국 코로나19 음성확인서(출국일 기준 72시간 이내 검사)

> 남녀노소 누구나 코로나검사 음성 결과지 필요합니다.
> 나이와 상관없이 입국 시 모든 사람이 다 필요합니다.
> 아이들도 포함 됩니다.

🛡️ 음성확인서 발급

<코로나 핵산검사 음성확인서(샘플)>

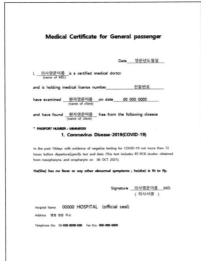

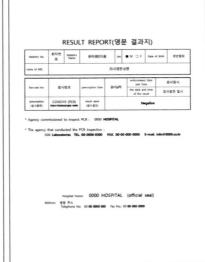

주한 태국 대사관 Royal Thai Embassy

주태국 대한민국 대사관 코로나19 관련 동향 목록 주태국 대한민국 대사관 (mofa.go.kr)

음성확인서 서식 다른 나라
말레이시아

말레이시아 출국자 검사 일정에 대한 예시

만약 2022년 2월 10일 21시 말레이시아 출국하는 경우

말레이시아의 경우 출국 전 48시간 규정에 따라 2022년 2월 8일 21시 이후 검사를 진행하여야만 음성확인서를 인정하는 것은 기타의 다른 나라들과 동일하게 적용되지만, 특별한 것은 발급 PCR관련 음성확인서에 반드시 목과 코에서 검체하였다는 내용을 기재해야 합니다.

EX) * Type of specimen

- Nasopharyngea Swab (NOSE)+Oropharyngeal sweb (NECK-THROAT)

말레이시아 코로나19 음성확인서(출국일 기준 48시간 이내 검사)

<코로나 핵산검사 음성확인서(샘플)>

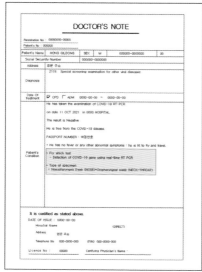

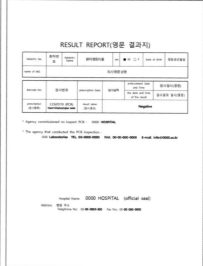

주한 말레이시아 대사관 홈 – 포털 (kln.gov.my)

주말레이시아 대한민국 대사관   공지 사항 목록 주말레이시아 대한민국 대사관 (mofa.go.kr)

10

92개국
음성확인서

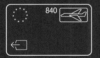

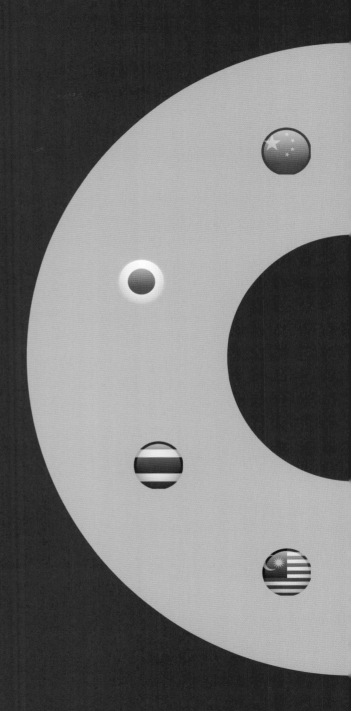

92개국
음성확인서 서식

🌐 음성확인서 필수 확인 부분

① 영문 이름
② 여권번호
③ 생년월일
④ 성별
⑤ 검사방식(RT-PCR)
⑥ 검사 일시
⑦ 검사 결과
⑧ fit to fly and travel(여행이나 비행에 지장이 없다.) 관련 내용
⑨ 의료기관 정보
⑩ 의료기관 직인
⑪ 발급일자

🌐 발급이 가능한 나라들

앞에 서술한(중국, 일본, 태국, 말레이시아) 4개국을 제외한 다른 나라들은 아직 정해진 양식은 없습니다.
대한민국에서 통일된 양식으로 사용하지 않으며, 병원에서 발급하기 위해서 만들어진 서식들입니다.
그래도 문제가 있는 것은 아니니 안심하시기 바랍니다.

COVID-19 Departure Guide

🌐 음성확인서 발급 가능한 나라들 큐알 코드로 확인하기

해당 국가 대사관 명칭 아래 큐알 코드를 찍으면 그 나라만의 코로나 새로운 요구 사항이나 출입국 방법이 나옵니다.

1. 유럽

1) 그리스	2) 네덜란드
주그리스 대한민국 대사관 공지 사항 목록 주그리스 대한민국 대사관 mofa.go.kr 	주네덜란드 대한민국 대사관 공지 사항 목록 주네덜란드 대한민국 대사관 mofa.go.kr
3) 노르웨이	4) 덴마크
주노르웨이 대한민국 대사관 공지 사항 목록 주노르웨이 대한민국 대사관 mofa.go.kr 	주덴마크 대한민국 대사관 공지 사항 목록 주덴마크 대한민국 대사관 mofa.go.kr

5) 독일

주독일 대한민국 대사관
공지 사항 목록 주독일 대한민국 대사관

mofa.go.kr

6) 벨기에

주벨기에 대한민국 대사관
안전공지 목록 주벨기에 유럽연합 대한민국 대사관

mofa.go.kr

7) 스웨덴

주스웨덴 대한민국 대사관
공지 사항 목록 주스웨덴 대한민국 대사관

mofa.go.kr

8) 스위스

주스위스 대한민국 대사관
공지 사항/안전 여행 정보 목록 주스위스 대한민국 대사관

mofa.go.kr

9) 스페인

주스페인 대한민국 대사관
안전 여행 정보 목록 주스페인 대한민국 대사관

mofa.go.kr

10) 슬로바키아

주슬로바키아 대한민국 대사관
공지 사항 목록 주슬로바키아 대한민국 대사관

mofa.go.kr

11) 아이슬란드

주아이슬란드 대한민국 대사관
안전·여행정보 목록 주노르웨이 대한민국 대사관

mofa.go.kr

12) 아일랜드

주아일랜드 대한민국 대사관
코로나19 목록 주아일랜드 대한민국 대사관

mofa.go.kr

COVID-19 Departure Guide

13) 알바니아(겸임국 그리스 대사관)

주알바니아(겸임국 그리스 대사관) 대한민국 대사관
공지 사항 목록 주그리스 대한민국 대사관
mofa.go.kr

14) 영국

주영국 대한민국 대사관 안전·여행정보 목록 주영국
대한민국 대사관 겸 주국제해사기구 대한민국 대표부
mofa.go.kr

15) 오스트리아

주오스트리아 대한민국 대사관
공지 사항 목록 주오스트리아 대한민국 대사관 겸 주빈
국제기구대표부 mofa.go.kr

16) 우크라이나

주우크라이나 대한민국 대사관
공지 사항 목록 주우크라이나 대한민국 대사관
mofa.go.kr

17) 이탈리아

주이탈리아 대한민국 대사관
안전여행 및 체류정보 목록 주이탈리아 대한민국 대사관
mofa.go.kr

18) 조지아

주조지아 대한민국 대사관
공지 사항 목록 주조지아 대한민국 대사관 트빌리시 분관
mofa.go.kr

19) 체코

주체코 대한민국 대사관
코로나19 및 출입국 목록 주체코 대한민국 대사관
mofa.go.kr

20) 크로아티아

주크로아티아 대한민국 대사관
안전여행 정보 목록 주크로아티아 대한민국 대사관
mofa.go.kr

21) 터키

주터키 대한민국 대사관
코로나19 및 안전 공지 목록 주터키 대한민국 대사관
mofa.go.kr

22) 포르투갈

주포르투갈 대한민국 대사관
포르투갈 입국안내 목록 주포르투갈 대한민국 대사관
mofa.go.kr

23) 폴란드

주폴란드 대한민국 대사관
공지 사항 목록 주폴란드 대한민국 대사관
mofa.go.kr

24) 프랑스

주프랑스 대한민국 대사관
공지 사항 목록 주프랑스 대한민국 대사관
mofa.go.kr

25) 핀란드

주핀란드 대한민국 대사관
공지 사항/ 보도자료 목록 주핀란드 대한민국 대사관
mofa.go.kr

26) 헝가리

주헝가리 대한민국 대사관
안전공지 목록 주헝가리 대한민국 대사관
mofa.go.kr

2. 중동

1) 레바논	2) 모로코
주레바논 대한민국 대사관 공지 사항 목록 주레바논 대한민국 대사관 mofa.go.kr 	주모로코 대한민국 대사관 안전 여행 정보 목록 주모로코 대한민국 대사관 mofa.go.kr
3) 바레인	4) 사우디아라비아
주바레인 대한민국 대사관 생활안전정보 목록 주바레인 대한민국 대사관 mofa.go.kr 	주사우디아라비아 대한민국 대사관 공지 사항 목록 주사우디아라비아 대한민국 대사관 mofa.go.kr
5) 아랍에미리트	6) 이라크
주아랍에미리트 대한민국 대사관 공지 사항 목록 주아랍에미리트 대한민국 대사관 mofa.go.kr 	주이라크 대한민국 대사관 안전공지 목록 주이라크 대한민국 대사관 mofa.go.kr

7) 이스라엘

주이스라엘 대한민국 대사관
안전 여행 정보 목록 주이스라엘 대한민국 대사관
mofa.go.kr

8) 이집트

주이집트 대한민국 대사관
생활 정보 목록 주이집트 대한민국 대사관
mofa.go.kr

9) 카타르

주카타르 대한민국 대사관
안전 여행 정보 목록 주카타르 대한민국 대사관
mofa.go.kr

10) 쿠웨이트

주쿠웨이트 대한민국 대사관
안전 여행/ 생활정보 목록 주쿠웨이트 대한민국 대사관
mofa.go.kr

3. 아프리카

1) 가봉
주가봉 대한민국 대사관
가봉 안전 여행 정보 목록 주가봉 대한민국 대사관
mofa.go.kr

2) 남아프리카공화국
주남아프리카공화국 대한민국 대사관
공지 사항 목록 주남아프리카공화국 대한민국 대사관
mofa.go.kr

3) 마다가스카르
주마다가스카르 대한민국 대사관
공지 사항 목록 주마다가스카르 대한민국 대사관
mofa.go.kr

4) 케냐
주케냐 대한민국 대사관
공지 사항 목록 주케냐 대한민국 대사관
mofa.go.kr

5) 탄자니아
주탄자니아 대한민국 대사관
안전 여행 정보 목록 주탄자니아 대한민국 대사관
mofa.go.kr

6) 토고(겸임국 가나 대사관)
주토고(겸임국 가나 대사관) 대한민국 대사관
공지 사항 목록 주가나 대한민국 대사관
mofa.go.kr

7) 알제리

주알제리 대한민국 대사관
공지 사항 및 새소식 목록 주알제리 대한민국 대사관
mofa.go.kr

8) 적도기니

주적도기니 대한민국 대사관
공지 사항 목록 주적도기니공화국 대한민국 대사관
말라보 분관 mofa.go.kr

9) 에디오피아

주에디오피아 대한민국 대사관
공지 사항 목록 주에티오피아 대한민국 대사관 겸
주아프리카연합 대한민국 대표부

mofa.go.kr

10) 르완다

주르완다 대한민국 대사관
공지 사항 목록 주르완다 대한민국 대사관

mofa.go.k

11) 보츠와나(겸임국 남아프리카공화국 대사관)

주보츠와나(겸임국 남아프리카공화국 대사관) 대한민국
대사관
공지 사항 목록 주남아프리카공화국 대한민국 대사관

mofa.go.kr

12) 모잠비크

주모잠비크 대한민국 대사관
공지 사항 목록 주모잠비크공화국 대한민국 대사관

mofa.go.kr

COVID-19 Departure Guide

4. 러시아, 중앙아시아

1) 러시아

주러시아 대한민국 대사관
공지 사항 목록 주러시아 대한민국 대사관
mofa.go.kr

2) 우즈베키스탄

주우즈베키스탄 대한민국 대사관
공지 사항 목록 주우즈베키스탄 대한민국 대사관
mofa.go.kr

3) 카자흐스탄

주카자흐스탄 대한민국 대사관
공지 사항 목록 주카자흐스탄 대한민국 대사관
mofa.go.kr

4) 키르기스스탄

주키르기스스탄 대한민국 대사관
공지 사항 목록 주키르기즈공화국 대한민국 대사관
mofa.go.kr

5) 타지키스탄

주타지키스탄 대한민국 대사관
공지 사항 목록 주타지키스탄 대한민국 대사관
mofa.go.kr

6) 투르크메니스탄

주투르크메니스탄 대한민국 대사관
공지 사항 목록 주투르크메니스탄 대한민국 대사관
mofa.go.kr

5. 동북아시아

1) 대만

주대만 대한민국 대사관
코로나19 목록 주타이베이 대한민국 대표부
mofa.go.kr

2) 마카오(겸임국 중국 대사관)

주마카오(겸임국 중국 대사관) 대한민국 대사관
코로나19 관련 공지 목록 주중국 대한민국 대사관
mofa.go.kr

3) 몽골

주몽골 대한민국 대사관
공지 사항 목록 주몽골 대한민국 대사관
mofa.go.kr

4) 일본

주일본 대사관
[VISA] 비자 및 영사 | 주대한민국 일본국 대사관
emb-japan.go.jp
주일본 대한민국 대사관
영사 소식 목록 주일본 대한민국 대사관 mofa.go.kr

5) 중국

주중국 대사관
영사 서비스 china-embassy.org
주중국 대한민국 대사관
코로나19 관련 공지 목록 주중국 대한민국 대사관
mofa.go.kr

6. 서남아시아

1) 네팔

주네팔 대한민국 대사관
공지 사항 목록 주네팔 대한민국 대사관

mofa.go.kr

2) 몰디브(겸임국 스리랑카 대사관)

주몰디브(겸임국 스리랑카 대사관) 대한민국 대사관
공지 사항 목록 주스리랑카 대한민국 대사관

mofa.go.kr

3) 방글라데시

주방글라데시 대한민국 대사관
공지 사항 목록 주방글라데시 대한민국 대사관

mofa.go.kr

4) 부탄(겸임국 방글라데시 대사관)

주부탄(겸임국 방글라데시 대사관) 대한민국 대사관
부탄 목록 주방글라데시 대한민국 대사관

mofa.go.kr

5) 스리랑카

주스리랑카 대한민국 대사관
안전 여행 정보 목록 주스리랑카 대한민국 대사관

mofa.go.kr

6) 인도

주인도 대한민국 대사관
공지 사항 목록 주인도 대한민국 대사관

mofa.go.kr

7) 파키스탄

주파키스탄 대한민국 대사관
안전 여행 정보 목록 주파키스탄 대한민국 대사관

mofa.go.kr

7. 동남아시아

1) 동티모르

주동티모르 대한민국 대사관
공지 사항 목록 주동티모르 대한민국 대사관
mofa.go.kr

2) 라오스

주라오스 대한민국 대사관
공지 사항 목록 주라오스 대한민국 대사관
mofa.go.kr

3) 말레이시아

주말레이시아 대한민국 대사관
공지 사항 목록 주말레이시아 대한민국 대사관
mofa.go.kr

4) 베트남

주베트남 대한민국 대사관
공지 사항 목록 주베트남 대한민국 대사관
mofa.go.kr

5) 싱가포르

주싱가포르 대한민국 대사관
공지 사항 목록 주싱가포르 대한민국 대사관
mofa.go.kr

6) 인도네시아

주인도네시아 대한민국 대사관
코로나19 공지 목록 주인도네시아 대한민국 대사관
mofa.go.kr

COVID-19 Departure Guide

7) 캄보디아

주캄보디아 대한민국 대사관
공지 사항 목록 주캄보디아 대한민국 대사관

mofa.go.kr

8) 태국

주태국 대한민국 대사관
코로나19 관련 동향 목록 주태국 대한민국 대사관

mofa.go.kr

9) 필리핀

주필리핀 대한민국 대사관
공지 사항 목록 주필리핀 대한민국 대사관

mofa.go.kr

8. 오세아니아

1) 뉴질랜드	2) 파푸아뉴기니
주뉴질랜드 대한민국 대사관 공지 사항 목록 주뉴질랜드 대한민국 대사관 mofa.go.kr 	주파푸아뉴기니 대한민국 대사관 공지 사항 목록 주파푸아뉴기니독립국 대한민국 대사관 mofa.go.kr

3) 호주

주호주대한민국 대사관
공지 사항 목록 주호주대한민국 대사관

mofa.go.kr

9. 북미

1) 미국	2) 캐나다
주미국 대한민국 대사관 코로나19 목록 주미국 대한민국 대사관 mofa.go.kr 	주캐나다 대한민국 대사관 공지 사항 목록 주캐나다 대한민국 대사관 mofa.go.kr

10. 중남미

1) 멕시코	2) 브라질
주멕시코 대한민국 대사관 코로나19 공지 사항 목록 주멕시코 대한민국 대사관 mofa.go.kr 	주브라질 대한민국 대사관 공지 사항 목록 주브라질 대한민국 대사관 mofa.go.kr
3) 아르헨티나	4) 온두라스
주아르헨티나 대한민국 대사관 공지 사항 목록 주아르헨티나 대한민국 대사관 mofa.go.kr 	주온두라스 대한민국 대사관 알림사항 목록 주온두라스 대한민국 대사관 mofa.go.kr
5) 우루과이	6) 칠레
주우루과이 대한민국 대사관 공지 사항 목록 주우루과이 대한민국 대사관 mofa.go.kr 	주칠레 대한민국 대사관 코로나19 관련 공지 목록 주칠레 대한민국 대사관 mofa.go.kr

7) 코스타리카

주코스타리카 대한민국 대사관
공지 사항 목록 주코스타리카공화국 대한민국 대사관
mofa.go.kr

8) 콜롬비아

주콜롬비아 대한민국 대사관
공지 사항 목록 주콜롬비아 대한민국 대사관
mofa.go.kr

9) 쿠바(멕시코)

주쿠바(멕시코) 대한민국 대사관
코로나19 공지 사항 목록 주멕시코 대한민국 대사관
mofa.go.kr

10) 파나마

주파나마 대한민국 대사관
공지 사항 목록 주파나마 대한민국 대사관
mofa.go.kr

11) 파라과이

주파라과이 대한민국 대사관
공지 사항 목록 주파라과이 대한민국 대사관
mofa.go.kr

12) 에콰도르

주에콰도르 대한민국 대사관
공지 사항(안전 포함) 목록 주에콰도르 대한민국 대사관
mofa.go.kr

13) 페루

주페루 대한민국 대사관
공지 사항 목록 주페루 대한민국 대사관
mofa.go.kr

14) 괌(미국령 : 북미)

주괌 대한민국 출장소
안전 공지 목록 주하갓냐 대한민국 출장소
mofa.go.kr

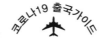

11

오미크론으로
코로나-19 검사
시간이 바뀐 나라

미국
프랑스
폴란드
싱가포르

오미크론으로 코로나-19 검사 시간이 바뀐 나라
미국

🌐 미국 출국자 검사 일정에 대한 예시

미국 출국자의 경우 시간을 기준으로 하지 않고 출국 전 1일 이내로 일자 기준을 규정하고 있습니다.

예를 들면 2022년 2월 10일 21시 미국행 비행기표를 예매하였다면 2022년 2월 9일 00시00분부터 시행한 음성확인서가 있어야만 합니다.

또한 다른 나라와는 다르게 신속항원 검사 등 다양한 검사를 인정하고 있다는 특징이 있으나 대부분의 의료기관에서 PCR 검사를 제외하고 음성확인서를 발급하지 않는 경우가 있어 반드시 음성확인서 발급 여부와 검사 결과가 나오는 시간 등을 꼼꼼하게 체크하고 진행하는 것이 좋습니다.
검사 시간이 하루 전으로 변경되었습니다. 예전에는 72시간이었습니다.

실시간으로 '새로운 미국 여행 요구 사항'이 올라옵니다. 아래 큐알 코드 찍고 확인해 보세요.

주한 미국 대사관 새로운 미국 여행 요건 - 미국 대사관 및 영사관 (usembassy.gov)

주미국 대한민국 대사관 코로나19 목록 주미국 대한민국 대사관 (mofa.go.kr)

오미크론으로 코로나-19 검사 시간이 바뀐 나라
프랑스

🌐 프랑스 출국자 검사 일정에 대한 예시

만약 2022년 2월 10일 21시 프랑스 출국하는 경우
프랑스의 경우 출국 전 48시간 규정에 따라 2022년 2월 8일 21시 이후 검사를 진행하여야만 음성 확인서를 인정하는 것으로 규정하고 있습니다.

48시간 이내로 검사 시간이 바뀌었습니다. 원래는 72시간 이내였습니다.
실시간으로 '새로운 프랑스 여행 요구 사항'이 올라옵니다. 아래 큐알 코드 찍고 확인해 보세요^^

주한 프랑스 대사관 코로나바이러스 COVID-19 - 프랑스 - 주한 프랑스 대사관 (ambafrance.org)

주프랑스 대한민국 대사관 공지 사항 목록 주프랑스 대한민국 대사관 (mofa.go.kr)

오미크론으로 코로나-19 검사 시간이 바뀐 나라
폴란드

🌐 폴란드 출국자 검사 일정에 대한 예시

만약 2022년 2월 10일 21시 폴란드 출국하는 경우
폴란드의 경우 출국 전 48시간 규정에 따라 2022년 2월 8일 21시 이후 검사를 진행하여야만 음성 확인서를 인정하는 것으로 규정하고 있습니다.

48시간 이내로 검사 시간이 바뀌었습니다. 원래는 72시간 이내에서 바뀌었습니다.
실시간으로 '새로운 폴란드 여행 요구 사항'이 올라옵니다. 아래 큐알 코드 찍고 확인해 보세요.

주한 폴란드 대사관
코로나 바이러스 : 정보 및 권장 사항 - 코로나 바이러스 : 정보 및 권장 사항 - 포털 Gov.pl(www.gov.pl)

주폴란드 대한민국 대사관
코로나 바이러스 : 정보 및 권장 사항 - 코로나 바이러스 : 정보 및 권장 사항 - 포털 Gov.pl (www.gov.pl)

COVID-19 Departure Guide

오미크론으로 코로나-19 검사 시간이 바뀐 나라
싱가포르

🌐 싱가포르 출국자 검사 일정에 대한 예시

만약 2022년 2월 5일 21시 싱가포르 출국하는 경우
싱가포르의 경우 출국 전 48시간 규정에 따라 2022년 2월 3일 21시 이후 검사를 진행하여야만 음성확인서를 인정하는 것으로 규정하고 있습니다.

48시간 이내로 검사 시간이 바뀌었습니다. 원래는 72시간 이내에서 바뀌었습니다.
실시간으로 '새로운 싱가포르 여행 요구 사항'이 올라옵니다. 아래 큐알 코드 찍고 확인해 보세요.

주한 싱가포르 대사관 싱가포르 외교부 - 싱가포르 주한 싱가포르 대사관 (mfa.gov.sg)

주싱가포르 대한민국 대사관 공지사항 목록 주싱가포르 대한민국 대사관 (mofa.go.kr)

꼭! 물어보세요.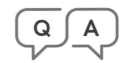

코로나-19 음성확인서 발급 병원 선별 진료소를 제일 쉽게 찾는 방법은요?

필자는 네이버 **검색창에 '선별 진료소'를 입력**하겠습니다.
화면에 선별 진료소 보이면 그 중에서 병원 선별 진료소를 선택해서
전화로 음성확인서 발급 여부를 확인하는 것이 가장 좋습니다.

코로나-19 검사비가 왜 병원별로 차이가 나는 걸까요?

병원 규모에 따라 차이가 납니다.
대학병원과 종합병원의 등급이 달라 금액이 차이가 납니다.
그렇다고 해서 음성확인서 자체가 차이가 나지 않습니다. 될 수 있으면
저렴한 곳에서 검사를 하시는 것이 좋습니다. 단, 검사비는 저렴하지만
다른 서비스들이 부족하다면 그만큼 스트레스를 많이 받을 수 있습니다

검사는 보건소 선별 진료소에서 무료로 하고
코로나-19 음성확인서를 병원에서 받는 방법은 없나요?

간혹 그렇게 하셨다는 분들을 만날 수 있는데요. 보건소에서는
결과지 서류를 발급하지 않습니다. 단지 음성 확인 문자만 보냅니다.
음성 확인 문자만 가지고는 어떤 병원에서도 확인서를 발급하지 않습니다.

본문을 읽어보면 원무과로 전화를 많이 하라고 하던데 해보면 불친절한 이유가 뭘까요?

전화 응대에 미숙한 직원이 있을 수 있습니다. 원무과 직원들은
항상 민원인들이 밀려 있는 상태라 너그럽게 이해하시고
무엇을 물어볼지 간단하게 메모를 해서 질문을 하신다면 좋을 것 같습니다.

의사와 간호사가 검사하는 것 중에 검사 비용이 차이가 나나요?

의사가 검사를 하면 진찰료가 가산됩니다.
간호사는 진찰비를 받지 않습니다.

큐알코드가 무척 많은데 큐알코드를 이용하지 않고 정보를 얻는 방법은 뭔가요?

포털 주소창에 주소를 입력하시면 곧바로 나옵니다.

중국 출국자 중에서 출국 못하는 경우가 간혹 있다는 데 무슨 문제 때문인가요?

중국은 출국에 아무런 하자 없는 증명서가 있어도
해당 공항이 갑자기 폐쇄가 되는 경우가 있습니다.
중국 본토의 사정에 의해서 출국을 못하시는 분들이 있습니다.